AF463561

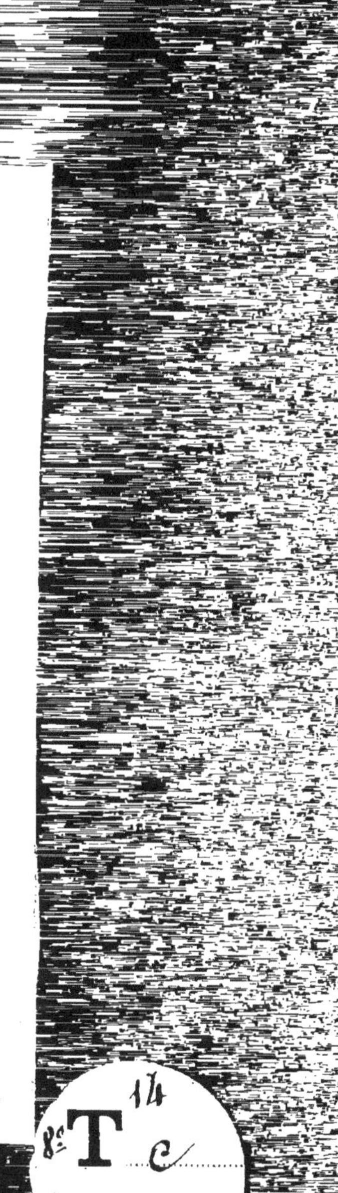

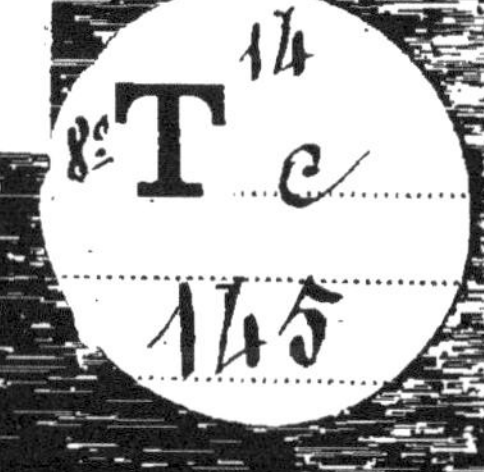
8° T 14 c 145

8° T14 c 145

La Science
La Beauté

BIBLIOTHÈQUE NATIONALE R.F. IMPRIMÉS

DÉPÔT LÉGAL Seine N° 655 1901

8° T c 14 125

H. JACK

TABLE DES MATIÈRES

BIBLIOTHÈQUE NATIONALE R.F. IMPRIMÉS

	Pages.
Notice importante	5
La Science et la Beauté	7
La Peau	10
Les Rides	11
Bajoues Double menton Boursouflures sous les yeux Patte d'oie (Rides des tempes)	11
La Poitrine	17
Obésité Réduction des hanches	19
Destruction des poils follets — de la barbe — des gros poils sur les signes (grains de beauté)	23
Un point très important	28
Tarif récapitulatif	31
Conditions d'expédition	32

BIBLIOTHÈQUE NATIONALE R.F. IMPRIMÉS

NOTICE IMPORTANTE

Il est répondu gracieusement à toutes les demandes de renseignements dont nos clientes pourraient avoir besoin, pour leur cas particulier, car il ne nous a pas été possible de nous étendre plus longuement étant donné l'espace réduit dont nous disposions.

Toutes nos réponses sont faites par *lettres fermées*, de façon à éviter les indiscrétions.

Le secret professionnel et la réserve la plus grande sont observés ; nos clientes peuvent donc être assurées qu'aucunes lettres d'elles ne sortiront de nos dossiers. Bien des fois cette autorisation nous a été donnée, nous n'en avons jamais fait usage, répudiant trop ce procédé, car il n'est pas digne d'une maison sérieuse ayant comme clientes habituelles les femmes du meilleur monde et nos actrices les plus en vue.

Tous nos appareils sont construits et réglés de telle façon qu'une jeune fille, aussi inexpérimentée soit-elle, peut toujours s'en servir avec succès, après la lecture de la brochure qui accompagne chaque appareil.

H. Jack.

Consulter notre tarif général, page 31.

LA SCIENCE — LA BEAUTÉ

La vie actuelle, avec ses obligations mondaines, provoque chez les jeunes la vieillesse prématurée, et il y a bien peu de femmes, restées jolies jusqu'à un âge très avancé, n'ayant jamais fait usage de secrets destinés à les embellir.

La femme vraiment intelligente doit, à n'importe quel âge, avoir un visage jeune et paraître jolie.

Vous avez peut-être remarqué ces grand'mères qui, malgré leurs cheveux blancs, ont encore la figure fraîche et sans rides. Demandez-leur pourquoi : elles vous diront en souriant que c'est leur secret.

Jamais elles ne vous feront savoir comment elles font pour conserver ce visage à l'abri des déformations, ne voulant pas entendre dire qu'elles font usage de cosmétiques pour réparer l'outrage des années. De toute façon, admirons leur talent : paraître jeune dans la vieillesse, c'est un grand charme.

Si nous nous sommes attachés au traitement par l'électricité, c'est que son bon côté réside précisément dans ce qu'une femme ou une jeune fille peut le pratiquer elle-même. Il est discret, ne demande aucun aide, et nous connaissons nombre de nos clientes qui avaient renoncé au massage parce qu'elles ne pouvaient le pratiquer d'une façon efficace elles-mêmes. L'électricité est venue obvier à ces inconvénients.

L'électricité a encore un mérite très grand, c'est celui d'éviter l'usage de toutes les drogues qu'on engage trop souvent les femmes à absorber et dont les conséquences sont quelquefois terribles pour l'organisme. On les tente par l'appât d'une faible dépense à faire, mais en fin de compte, elles s'aperçoivent bien que cette somme, répétée plusieurs fois, est très forte, et le résultat, s'il n'est pas dangereux, est presque toujours nul.

Beaucoup de femmes ont renoncé au massage électrique pour plusieurs raisons : d'abord l'absence dans leur ville d'un cabinet médical possédant tous les appareils nécessaires ; puis, quand il y en a un, le prix répété des séances revenait plus cher qu'un bon appareil.

Enfin, la plus importante des raisons, c'est le dérangement que cela occasionnait. Tandis que, possédant un appareil sérieux, elles peuvent toujours sacrifier cinq minutes, soit le matin ou le soir. Les appareils existant actuellement dans le commerce, tampons ou rouleaux ne sont que des jouets, ils sont inoffensifs ; d'autre part, la source d'électricité (malgré le prix exorbitant de certains appareils) est une illusion, de sorte que les résultats obtenus sont nuls, et certains n'ont jamais pu subir victorieusement l'examen des praticiens sérieux.

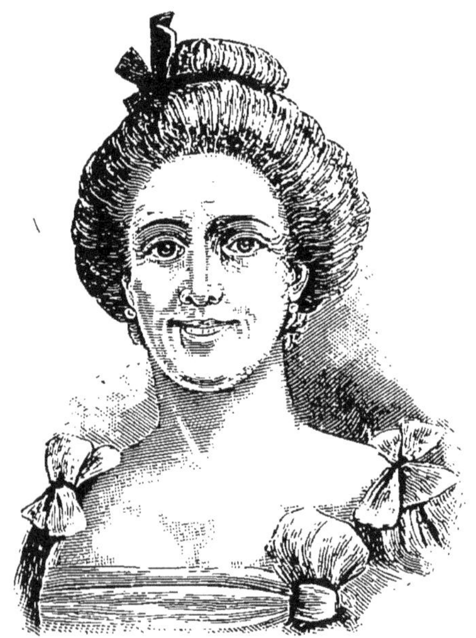

Femme de 40 ans, faisant journellement usage de crèmes et de fards.

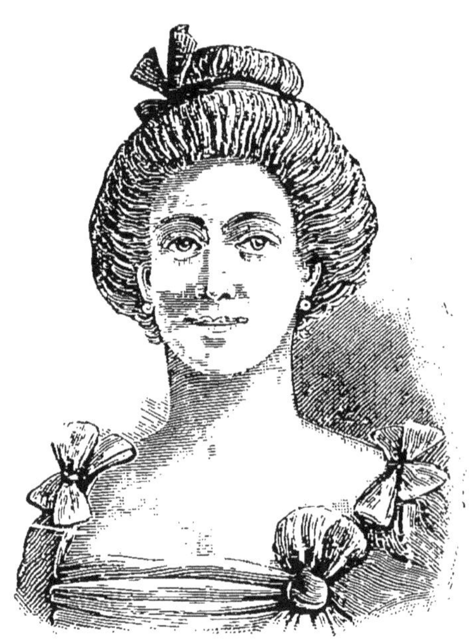

La même personne ayant fait usage de nos " **Masseurs Jack** " pendant deux mois.

Un des grands avantages de nos appareils, c'est qu'ils peuvent s'employer pour le massage avec ou sans électricité ; néanmoins nos prix sont établis de telle facon qu'il ne nous est pas possible de les vendre sans leur source d'électricité.

Des indications spéciales seront données sur la manière d'employer les appareils dans tous les cas possibles, car nous trouvons précisément que tout ce qui a été fait jusqu'a ce jour, en électricité, constituait le remède unique, ce qui est absolument faux.

Dernièrement, une de nos clientes nous racontait qu'elle et sa fille avaient acheté un appareil, et ce qui les avait le plus frappées, c'est que le marchand avait cherché à les persuader de l'employer de la même façon et pendant le même temps. La mère a quarante-cinq ans et a des rides, la jeune fille a vingt-cinq ans et n'en a pas. La morale est facile à tirer.

Nous avons été heureux d'apprendre que plusieurs docteurs avaient employé avec succès l'usage de l'électricité pour le traitement de l'anémie; nous n'avons pas été surpris, car cela vient à l'appui de nos théories. Mais ce qui nous a fait plaisir, c'est que ce sont nos appareils qui ont été mis à l'étude dans un des plus grands hôpitaux français.

Activant la circulation du sang, l'électricité provoque chez les personnes atteintes de cette maladie, un besoin d'exercice, de mouvement, et, par suite, la nourriture est prise d'une façon plus abondante. Un mois d'usage donne une différence très appréciable dans la physionomie d'une femme ou d'une jeune fille; ce besoin d'exercice et de mouvement chasse peu à peu l'anémie.

L'usage de l'électricité donne la fraîcheur et un teint éclatant; la femme se déshabituera très rapidement de l'emploi des poudres et des fards.

Voir la notice sur les crèmes, page 28.

LA PEAU

La peau est composée de l'épiderme et du derme.

L'épiderme, c'est la partie supérieure de la peau qui recouvre le derme.

Le derme, formé de fibres entre-croisées en tous sens, est un tissu élastique, souple, très résistant. C'est dans le derme que passent les vaisseaux, les nerfs. On y trouve aussi les glandes et les follicules pileux. Nos lectrices verront qu'il joue un très grand rôle relativement aux rides, aux bajoues et à l'obésité.

Dans le règlement de la température du corps, la peau intervient d'une façon puissante : elle protège les tissus contre les influences extérieures, agents mécaniques, physiques ou chimiques, elle est un isolant merveilleux.

Les pores de la peau jouent aussi un très grand rôle. Il est donc important de tonifier la peau de façon qu'ils ne se bouchent pas par l'usage des crèmes, pommades ou fards.

La sueur, liquide incolore, d'une nuance plutôt louche, varie comme odeur suivant les personnes et les races. Son influence pour les rides est aussi très grande.

Le bon fonctionnement de la peau est donc indispensable à toute femme qui veut conserver sa beauté.

Le massage électrique intervient puissamment pour l'assurer, il empêche la formation de la graisse, en augmente la souplesse et la beauté. Plus que le massage ordinaire et comme aucun produit de parfumerie ou de pharmacie, il donne des résultats merveilleux sans avoir les inconvénients de ce dernier.

Dans chaque chapitre nous étudions le rôle de la peau et le moyen de remédier à ses déformations en donnant de la fermeté et en supprimant le relâchement des tissus.

Voir la notice sur les crèmes, page 28.

LES RIDES

Toute cause d'affaiblissement de l'organisme diminue la résistance vitale et occasionne les rides.

Elles sont les révélatrices de l'âge d'une femme.

Quand une femme est ridée, instinctivement, on est porté à regarder si elle n'a pas de cheveux blancs. Un cheveu blanc s'arrache, se dissimule dans une coiffure, mais les rides, les bajoues et le double menton sont là, persistant, protestant contre la tentative qu'aurait une femme de se rajeunir.

Les deux causes principales qui provoquent les rides sont : l'atrophie des vaisseaux sanguins, les tissus arrivent à s'étioler, à s'atrophier, lorsque le sang ne circule plus librement ; l'aménie ou la dégénérescence des tissus musculaires, provoquée par une mauvaise alimentation de ces tissus, mène à l'affaissement et au manque de souplesse de la peau, et par suite aux rides.

Les diverses parties de la face sont garnies d'un tissu cellulaire très délicat sur lequel la peau du visage est comme tendue. Ce tissu change de consistance avec une incroyable vivacité. On ne doit donc pas être surpris que les rides apparaissent rapidement, et une personne n'en ayant pas aujourd'hui peut très bien en avoir plusieurs quelques jours après.

Combien de fois a-t-on vu des femmes avoir, à la suite d'un grand chagrin, des rides et des gonflements sous les yeux, et si elles n'ont pas la précaution de se traiter immédiatement, elles les garderont toute leur vie.

Que la ride soit l'effet de l'âge, qu'elle soit occasionnée par un amaigrissement provenant d'une longue maladie, par des soucis ou des chagrins, que ce soit une ride accidentelle, prématurée ou provoquée par une cause quelconque, elle doit et elle disparaît rapidement par l'électricité.

Qu'y a-t-il de plus laid qu'une femme qui se sert de fard ou de crème pour combler les rides. Elle amollit la peau au lieu de la tonifier, et elle la creuse beaucoup plus.

Toutes les crèmes bon marché que l'on trouve couramment dans le commerce et qui contiennent presque toutes du plomb ou du mercure que la peau absorbe avec facilité, provoquent les rides et fanent la peau.

Le miroir est un autre ennemi inconscient de la femme, tous les jours il lui reflète fidèlement son image. Chaque matin la femme lui fait un gracieux sourire, mais le jour où elle s'aperçoit que la ride commence, elle lui fait la grimace ; ce n'est plus l'ami, mais maintenant l'ennemi. Le malheureux, s'il pouvait parler, nous en raconterait de ces histoires ; la femme ridée le regardant, furieuse d'y voir dans toute son horreur ce qu'elle a cherché à éviter toute sa vie.

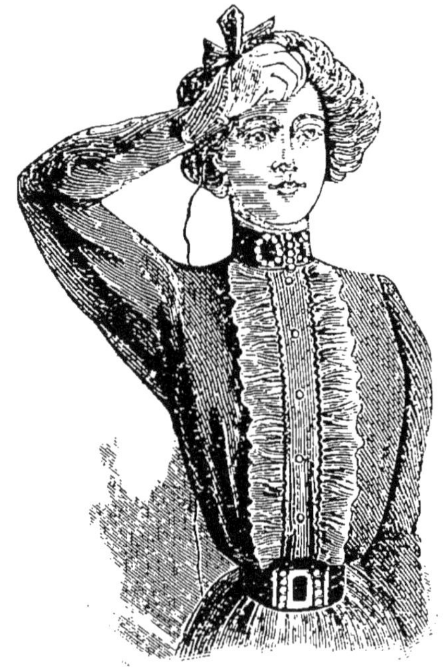

Plus tard, quand par un massage électrique, raisonné et rationnel, la femme aura fait disparaître la ride, cause de cette tristesse, il redeviendra l'ami qui reçoit le premier sourire.

Pour les rides, notre " **Masseur Jack** n° 2 " donnera d'excellents résultats à la personne qui l'emploiera d'une façon régulière et rationnelle. Une brochure contenant toutes les indications nécessaires à ce sujet accompagne toujours nos appareils, Tout le monde pourra s'en servir facilement, après en avoir lu la description. Si nos clientes le jugent nécessaire elles peuvent avoir des renseignements sur leur cas particulier, elles voudront bien nous donner alors quelques indications concernant leurs rides, et la cause à laquelle elles les attribuent. Il leur sera toujours répondu par *lettre fermée*.

PRIX :

Masseur Jack n° 2 . . . . **20** fr.
Appareil électrique **50**

Les mêmes appareils, construits d'une façon luxueuse, laqué blanc ou vert d'eau, poignées dorées, très soignés :

Masseur Jack n° 2 . . . . **30** fr.
Appareil électrique **75**

N. B. — Chaque fois qu'une cliente aura acheté un appareil électrique (source d'électricité), il lui servira pour être adapté à tous nos " **Masseurs Jack** ". Elle n'aura donc plus qu'à prendre ceux qui lui seront nécessaires, pour les différents usages auxquels ils sont destinés.

Voir la notice sur les crèmes, page 28.

BAJOUES — DOUBLE MENTON
BOURSOUFLURES SOUS LES YEUX

Les bajoues et le double menton sont le résultat du relâchement des tissus par suite de l'affluence des graisses. Les chairs deviennent molles et le visage s'empâte. De la joue ronde, elle forme la bajoue disgracieuse, du menton bien modelé, le double et même quelquefois le triple menton.

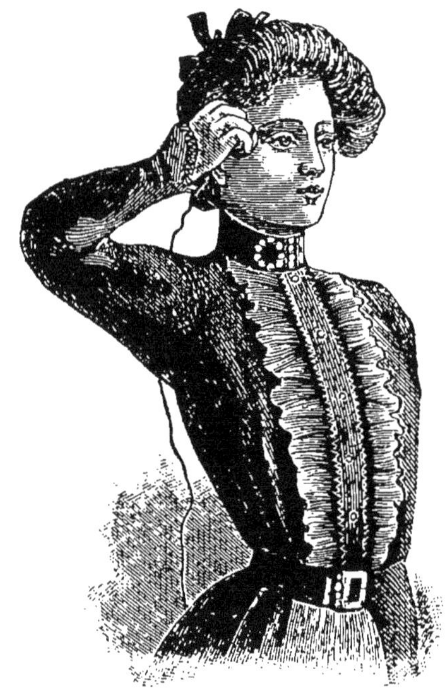

L'électricité et un léger massage fortifieront et raffermiront rapidement les tissus dans ces différents cas, les chairs reprendront bientôt leur position première.

Même les personnes âgées auront un succès qu'elles ne trouveront jamais en absorbant les médicaments courants qui, quelquefois, les font bien maigrir, mais ne peuvent rendre à la peau son élasticité, les tissus n'ayant pas été touchés directement. Le résultat acquis est loin d'être celui cherché, car dans ce cas la figure se trouve emprisonnée dans une peau trop large, qui, n'ayant pas suivi l'impulsion donnée aux muscles, produira forcément des boursouflures comme on l'a souvent constaté.

Tandis que l'électricité, agissant plus directement, attaque d'abord la peau et les tissus, puis, ensuite, les muscles et la graisse qui s'y est formée ; de sorte que toutes les parties du corps marchent de pair, suivant régulièrement les différentes phases nécessaires à un résultat durable, et que peut seul provoquer le massage électrique.

Pour les boursouflures sous les yeux, c'est la même chose. Ces affreuses poches vieillissent une femme d'une façon épouvantable, elle devient forcément laide. Elles disparaîtront également dès que les tissus de la peau reprendront leur élasticité et leur souplesse sous l'influence bienfaisante de l'électricité.

Pour les bajoues et le double menton quand ils sont à l'état naissant, notre " **Masseur Jack** n° 2 ", donnera d'excellents résultats ; mais quand ils existent depuis plusieurs années et sont très prononcés, il sera préférable de prendre notre " **Masseur Jack** n° 3 " avec lequel on obtiendra une action plus forte et plus rapide.

Pour les boursouflures sous les yeux, comme pour les rides du coin des yeux (patte d'oie), notre " **Masseur Jack** n° 1 " peut seul servir. Sa petite forme élégante, son toucher délicat, peuvent seuls donner les résultats cherchés.

En plus de la brochure explicative permettant de se servir avec succès des appareils, nos clientes peuvent nous demander tous les renseignements personnels qu'elles désireront. Elles recevront la réponse par *lettre fermée*.

PRIX :

Masseur Jack	n° 1	**15** fr.
— —	n° 2	**20**
— —	n° 3	**25**
Appareil électrique		**50**

Deux des " **Masseurs Jack** " seuls sont utiles, on ne prendra donc que le n° 1 pour les yeux, et on choisira entre les n°s 2 ou 3 selon l'importance des bajoues et double menton.

Les mêmes appareils construits d'une façon luxueuse, laqué blanc ou vert d'eau, poignées dorées, très soignés :

Masseur Jack n° 1	**25** fr.
— — n° 2	**30**
— — n° 3	**35**
Appareil électrique	**75**

Voir la notice sur les crèmes, page 28.

LA POITRINE

Le plus bel ornement de la femme, mettant en valeur le cou, les épaules et la taille, c'est évidemment la poitrine.

Il arrive souvent chez les jeunes filles, pour différentes raisons, un retard dans le développement. La croissance générale laisse de côté la poitrine ; chez quelques-unes, même, elle reste tout à fait unie.

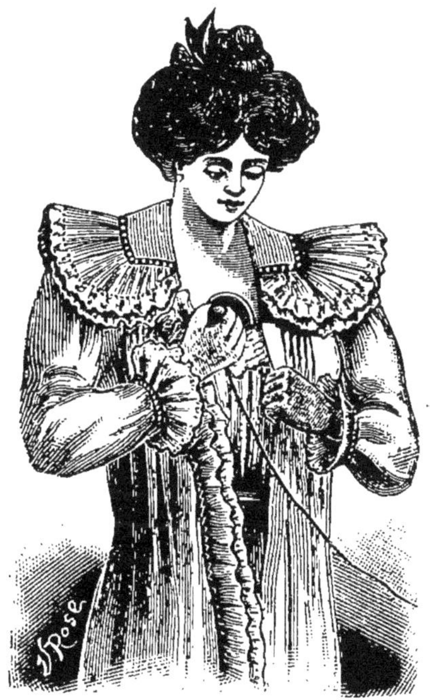

Dans ce cas, il suffit d'aider, de donner une légère impulsion aux tissus pour faire reprendre immédiatement cette croissance tardive.

Une femme qui, par suite de couches ou de toute autre maladie, aura perdu sa poitrine, trouvera dans l'électricité le remède qu'elle n'a jamais eu à sa disposition. En effet, sous son influence bienfaisante et énergique, les glandes et les tissus reprendront peu à peu leur fermeté et la poitrine sa forme primitive. Le massage seul, et mal fait, donnerait un résultat opposé, tandis que, joint à l'électricité, il peut être très rapide dès l'instant où il est employé avec méthode et d'une façon rationnelle. C'est pourquoi nos appareils ont eu un grand succès, car il peuvent être mis dans les mains des personnes les plus inexpérimentées.

Pour la poitrine, notre " **Masseur Jack** n° 3 ", est indiqué spécialement. Construit d'une façon particulière, en vue de cet organe délicat, il pourra être manié par la main la moins experte, après la lecture de la description qui est jointe à l'appareil.

Nous n'avons pas voulu nous étendre davantage et entrer dans des détails plus précis sur la poitrine, mais nos lectrices pourront nous demander des renseignements particuliers sur ce qui les concerne. Elles voudront bien préciser ce qu'elles désirent, et nous nous efforcerons de leur répondre avec délicatesse par *lettre fermée*.

PRIX :

Masseur Jack n° 3 . . . . 25 fr.
Appareil électrique 50

Les mêmes appareils construits d'une façon luxueuse, laqué blanc ou vert d'eau, poignées dorées, très soignés :

Masseur Jack n° 3 . . . . 35 fr.
Appareil électrique 75

N. B. — Chaque fois qu'une cliente aura acheté un appareil électrique (source d'électricité), il lui servira pour être adapté à tous nos " **Masseurs Jack** ". Elle n'aura donc plus qu'à prendre ceux qui lui seront nécessaires, pour les différents usages auxquels ils sont destinés.

Voir la notice sur les crèmes, page 28.

OBÉSITÉ

RÉDUCTION DES HANCHES

Qu'y a-t-il de plus laid que lorsque la graisse s'accumule et forme comme un matelas sur la poitrine et les hanches, par suite de l'exagération des tissus adipeux et du mauvais fonctionnement de l'organisme. La taille se déforme et, progressivement, elle arrive à disparaître. Les chairs deviennent molles, empâtent et gênent les mouvements. Une femme se trouve changée physiquement en très peu de temps et devient méconnaissable. D'une charmante et gracieuse femme on en retrouve une paraissant vingt ans de plus.

C'est généralement chez la femme que l'obésité se rencontre le plus souvent ; il faut attribuer cela à sa vie sédentaire. La graisse envahit les tissus entre 30 et 40 ans, elle provoque souvent des accidents graves, la digestion est difficile, la respiration gênée, les nuits mauvaises.

On entend souvent dire qu'un moment pénible pour les femmes c'est l'âge critique, mais ce qui est le plus pénible, je crois, ce sont les déformations qu'il provoque. C'est le moment où une femme perd toute sa grâce.

Avec tous les médicaments prescrits, dont quelques-uns sont bons, on constate journellement des accidents provenant de l'absorption de ces médicaments, et les meilleurs dermatologistes arrivent à en conclure que la cure de l'obésité n'est point l'affaire des drogues, mais de l'électricité et de l'hygiène corporelle. Avec une volonté tenace on arrive toujours à guérir l'obésité. Mais la cause du peu de guérisons est due aux remèdes préconisés jusqu'à ce jour.

Voyez-vous une femme obligée d'absorber pendant trois mois des drogues, elle s'en rebutera facilement et laissera de côté son traitement.

BIBLIOTHÈQUE NATIONALE R.F. IMPRIMÉS

Certains lui recommandent de suivre un régime, marcher beaucoup, manger peu, ne pas boire. Mais pour arriver à le suivre, il faudrait plus que du courage. En usant de certaines drogues on arrive certainement à une diminution, mais comme aucune de ces drogues ne peut agir sur la peau, les chairs deviennent molles, et l'obèse se trouve plus laide que lorsqu'elle était grosse. C'est pourquoi l'obèse ne trouve de traitement réellement pratique que dans l'emploi de l'électricité. Elle, au moins, en même temps qu'elle provoque la disparition de la graisse, rapproche les tissus, raffermit la peau, de sorte que l'amaigrissement est régulier et progressif.

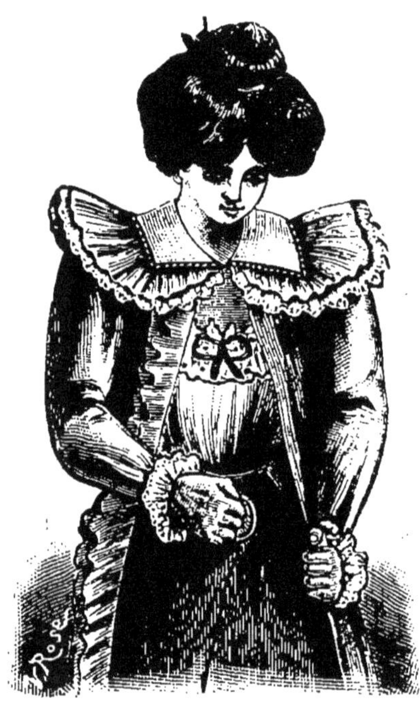

Avec son petit appareil électrique une obèse se fera journellement, puis tous les deux ou trois jours, un massage, elle l'aura à sa disposition, pourra s'en servir seule, sans aide, le matin ou le soir, quand il lui plaira. Libre à l'obèse de manger comme elle le désire, elle ne grossira plus, car ses membres étant délivrés de cet empêchement aux exercices physiques, elle pourra marcher autant qu'elle voudra, et se livrer à tous les sports provoquant et aidant par la suite au résultat demandé à l'électricité.

Beaucoup de femmes naissent avec des prédispositions à l'obésité, mais, dans ce cas, il est intéressant de la combattre et de s'y prendre dès qu'on la voit paraître.

Le massage ordinaire, dans l'obésité, a été abandonné pour plusieurs raisons : on n'a pas toujours à sa disposition une bonne masseuse, et alors les accidents sont à craindre ; de plus, elles ne sont pas toujours à votre disposition au moment où cela vous serait facile de prendre une séance ; le prix de ces séances souvent répétées devient très onéreux.

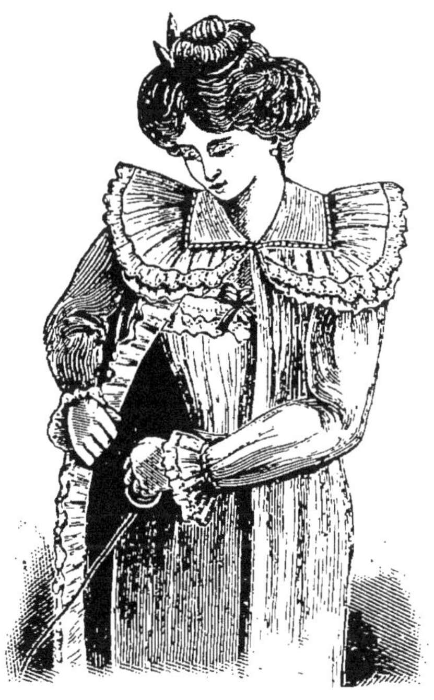

Une autre raison, et non la moins importante, c'est qu'une femme n'aime pas, pour des raisons intimes, se livrer à une masseuse qui, quelquefois, se fera un plaisir de raconter à ses amies les défauts qu'elle aura surpris.

Dans l'obésité deux cas peuvent se présenter : l'obésité naissante et l'obésité invétérée existant depuis longtemps avec les hanches très fortes.

Dans ces deux cas, notre " **Masseur Jack** n° 4 " est tout indiqué, construction robuste, douceur de touche, et d'un usage pratique malgré cela. Il n'y a que l'appareil électrique qui demande à être plus puissant pour le second cas que pour le premier.

Au bout d'un mois d'usage nous avons constaté chez plusieurs de nos clientes une diminution de tour de taille de 10 centimètres, certaines sont arrivées même à 15 centimètres. Les hanches ont suivi la progression, et ces résultats ont été acquis sans l'absorption de médicaments.

PRIX :

Obésité naissante

Masseur Jack n° 4 . . . . 30 fr.
Appareil électrique 50

Obésité invétérée et hanches très fortes

Masseur Jack n° 4 . . . . 30 fr.
Appareil électrique spécial 70

Les mêmes appareils existent construits d'une façon luxueuse, laqué blanc ou vert d'eau, poignées dorées, très soignés :

Masseur Jack n° 4 . . . . 40 fr.
Appareil électrique 75
Appareil électrique spécial 95

N. B. — Chaque fois qu'une cliente aura acheté un appareil électrique (source d'électricité), il lui servira pour être adapté à tous nos " **Masseurs Jack** ". Elle n'aura donc plus qu'à prendre ceux qui lui sont nécessaires, pour les différents usages auxquels ils sont destinés.

Voir la notice sur les crêmes, page 28.

POILS FOLLETS — MOUSTACHE BARBE

GROS POILS SUR LES GRAINS DE BEAUTÉ

Jusqu'à ce jour, et malgré les annonces faites à la dernière page des journaux, nous avons cherché, et il nous a été impossible de trouver un épilatoire ou un dépilatoire enlevant radicalement tous les poils, que ce soient ceux qui hérissent les grains de beauté, ou ceux du menton et de la moustache ; jamais on n'a pu les faire partir et, scientifiquement, c'est impossible, car on ne peut arriver jusqu'à la destruction du bulbe pileux.

De sorte que leur effet est momentané, et que la femme est obligée de recommencer la même opération au moins tous les quinze jours et souvent tous les huit jours. La plupart provoquent des accidents de la peau et produisent l'effet d'un vésicatoire. Un autre inconvénient d'une plus grande importance, c'est l'excitation des follicules producteurs, qu'ils produisent. La sécrétion des glandes sébacées étant plus forte, les poils repoussent plus rapidement et beaucoup plus gros.

Nous savons bien que la présence et le développement exagéré des poils sur le visage, constituent une véritable infirmité chez la femme. Quand même il n'y aurait qu'un peu de duvet sur le visage, une femme le considère comme une atteinte à sa beauté. Du reste, de tout temps, l'épilation s'est pratiquée sur une haute échelle ; et l'on peut dire que c'est un des procédés les plus anciens dans l'art de la cosmétique.

Les trois cas principaux qui peuvent se présenter chez une femme sont : les poils sur les lèvres ou au menton, qui viennent généralement après la trentaine et souvent au moment de l'âge critique ; ceux qui sont sur les signes ou grains de beauté, et enfin, ceux que l'on découvre assez souvent, chez les personnes très fortes, au milieu de la poitrine.

Le cas le plus fréquent et qui préoccupe le plus les femmes est certainement la moustache et la barbe.

Nous avons vu certaines de nos clientes se rendre absolument malades pour cette cause, s'imaginant que le regard des hommes se portait toujours sur leurs lèvres ou leur menton.

Elles en arrivaient à porter journellement des voilettes très épaisses.

Ces personnes avaient usé tous les dépilatoires possibles, mais le résultat était opposé à ce qu'elles cherchaient. Après la première application, les poils apparaissaient plus drus et plus épais, et ainsi de suite. J'ai rarement vu des clientes avoir le courage de faire plus de trois applications, car le découragement les prenait avec raison, et souvent certaines auraient préféré avoir conservé le léger duvet qu'elles avaient au début, et qui, maintenant, était remplacé par de véritables poils de moustache, plus drus que ceux des hommes.

A ce moment, une femme aura beau faire, elle aura beau essayer tous les procédés que lui offrira la cosmétique, jamais elle n'arrivera à s'en débarrasser. Seule l'électrolyse pourra en venir à bout.

Consultez votre docteur, et il vous dira qu'il n'y a que l'électricité pour arriver sûrement à détruire complètement les poils.

En effet, par ce procédé on ne s'adresse pas à l'épiderne seulement, on va chercher le follicule producteur et même le bulbe qui se trouvent détruits, le poil tombe de lui-même.

L'opération par l'électricité a été discutée par toutes les sociétés savantes, et toutes se sont accordées à dire que, lorsqu'elle était bien pratiquée, c'était vraiment l'opération idéale.

La difficulté résidait dans la manière d'employer l'électrolyse. Jusqu'à ce jour, tous les appareils que nous avons vendus l'ont été exclusivement à des docteurs, qui pratiquaient eux-mêmes cette opération. Il en résultait un grand inconvénient, car une femme ne pouvant se faire détruire plus de quinze à vingt ou vingt-cinq poils au plus par séance, était obligée de retourner un grand nombre de fois chez un docteur. Celui-ci, malgré les prix modiques qu'il pouvait lui prendre, arrivait toujours à lui demander une somme relativement très forte; de plus, il y avait encore la question du dérangement.

Cette application de l'électricité à la destruction des poils a été trouvée si parfaite, que tous les journaux en ont parlé. Certains industriels, profitant de cette idée nouvelle, mirent aussitôt dans le commerce des appareils qui n'avaient rien de ce qui était nécessaire pour une bonne réussite. Cette tromperie manifeste dura quelque temps, jusqu'au moment où des maisons sérieuses se mirent à faire des appareils scientifiques d'après des données sérieuses, et dont le maniement est à la portée de tout le monde.

La personne la plus inexpérimentée, après avoir lu la notice très explicite que nous joignons à chaque appareil, saura s'en servir aussi bien que le docteur le plus expert. Il est évident qu'elle tâtonnera au début, comme un docteur est obligé de le faire quand il ne connaît pas l'épiderme de sa cliente, mais au troisième poil elle sera étonnée elle-même de la façon dont ils tomberont.

Nous pouvons donc dire que nous avons rendu un immense service et fait avancer d'un grand pas les progrès réalisés jusqu'à ce jour en imaginant ce merveilleux appareil, qui nous a été beaucoup demandé sur les conseils de plusieurs docteurs faisant autorité dans le corps médical.

Il va sans dire qu'il ne cause aucune douleur, que les personnes épilées de cette façon ne s'en aperçoivent même pas. Il ne laisse aucune cicatrice à la peau, et une lèvre épilée ne garde aucune trace de l'opération.

L'électricité étant encore peu connue de nos jours, beaucoup de femmes étaient effrayées ; elles s'imaginaient qu'il s'agissait d'une grosse opération, s'alarmant à l'idée de se laisser traiter par un praticien et, à plus forte raison, de se servir elles-mêmes de l'appareil.

Nous ne pouvons faire de meilleure comparaison que la suivante : supposez qu'une jeune fille ayant une lèvre couverte de poils, prenne une aiguille d'environ dix centimètres de longueur et qu'elle touche avec l'extrémité de cette aiguille la base du poil, sans cependant piquer l'épiderme, elle ne ressentira aucune douleur. Si cette aiguille est reliée à un de nos appareils électriques, un léger courant vient à passer, et l'opération est faite sans laisser de cicatrice.

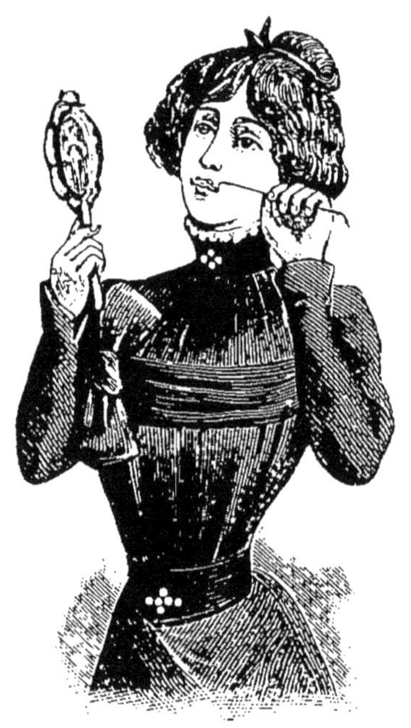

Un exemple des plus frappants et qui est une des cures les plus jolies que nous ayons faites, est celui d'une de nos clientes pratiquant l'épilation de ses lèvres et de son menton depuis quinze ans, les poils repoussant toujours de plus en plus fort. Elle en était arrivée à se raser tous les deux ou trois jours, et ne sortait de chez elle que lorsqu'elle en avait une obligation forcée.

Son mari vint nous voir pour nous demander des explications.

Quelques jours après il nous la conduisait, et dans l'espace de deux mois nous lui enlevâmes plus de mille poils. Trois mois après la même personne vint nous retrouver : sur les mille poils enlevés, une vingtaine avaient repoussé, ce qui constituait donc deux pour cent. Il n'est pas étonnant que sur une opération si forte nous en ayons manqué quelques-uns ; inutile de dire qu'ils furent immédiatement sacrifiés.

Nous venons d'avoir ces jours-ci la visite de notre cliente, pas un seul poil ne lui restait, elle ne s'en plaint pas, car depuis lors elle a repris ses relations mondaines, et, pour elle, c'est une nouvelle existence qu'elle a recommencée.

Comme nous l'avons dit déjà plusieurs fois, notre appareil est sans dangers, il ne laisse aucune cicatrice, on ne ressent aucune douleur. La personne la plus inexpérimentée peut s'en servir après avoir lu l'instruction qui l'accompagne. En plus de cette brochure nous sommes à la disposition de nos clientes pour leur adresser par lettre tous les renseignements dont elles auront besoin.

PRIX :

Appareil Jack, à épiler. n° 1	**80** fr.
— — — n° 2	**100**

Tous les accessoires sont compris dans ce prix.

Ce deuxième appareil s'adapte à tous nos " **Masseurs Jack** ", et il est surtout destiné aux personnes ayant de *gros poils* à enlever, ou *barbe invétérée* à faire disparaître.

Les mêmes appareils construits d'une façon luxueuse, laqué blanc et vert d'eau, poignées dorées, très soignés :

Appareil Jack, à épiler. n° 1	**100** fr.
— — — n° 2	**125** fr.

Voir la notice sur les crèmes, page 28.

UN POINT IMPORTANT

Dans notre courrier de chaque jour, il est rare que nous recevions une lettre sans qu'elle contienne une de ces trois demandes :

Que faut-il mettre sur le visage pour se préserver des rides ?

Quand elles sont disparues que faut-il employer pour en éviter le retour ?

Pendant le traitement par les " Masseurs Jack " n'y a-t-il rien à mettre sur le visage pour rendre la peau plus souple, plus veloutée, de façon à aider l'effet de l'électricité ?

Notre but a toujours été de chercher à faire disparaître les rides ou autres difformités par un moyen pratique et à la portée de toutes les femmes, mais nous avouons que si le massage électrique est un excellent préventif, il y avait certainement quelque chose à créer pour remplacer avec avantage les lotions et les crèmes qui sont d'un usage journalier, et dont beaucoup de personnes ne sauraient se passer.

Comme nous l'écrit une de nos clientes :

« Vous vous occupez bien de mes amies qui ont des rides ou des bajoues, mais que pouvez-vous faire pour moi ? Actuellement je n'ai rien, mais je remarque bien que la peau n'a plus la même souplesse qu'il y a quelques années, et il est évident qu'il arrivera le moment fatal où je serais obligée de me traiter comme tout le monde. Malgré tout le plaisir que j'aurais à entrer en relation avec vous, vous pourriez m'en faire un plus grand, ce serait de me donner un conseil, un avis, pour me préserver de ces terribles rides, et je suis persuadée que beaucoup de vos lectrices sont comme moi... »

Une autre nous disait :

« Revenue à mon état normal, n'étant plus laide à faire peur, j'ai comme une appréhension, une frayeur que les rides reviennent. Par moment je suis heureuse, puis, tout à coup et malgré moi, je m'aperçois que la peau se plisse

en riant. Si les rides allaient rester? N'avez-vous donc pas pensé à cela? Certes toutes vos clientes sont heureuses, une fois le résultat acquis, mais je suis persuadée que l'inquiétude que je ressens ne leur est pas étrangère. Que faut-il donc faire à ce sujet? »

Nous avons bien pensé à ces différents cas, et il est certain que si nous avions trouvé un produit capable, par sa composition, d'être utile à nos clientes pendant l'emploi de nos " **Masseurs Jack** ", nous aurions été heureux de le leur conseiller.

Il existe cependant dans le commerce une foule de spécialités, mais la plupart contiennent justement des matières qui provoquent les rides. Voilà la véritable cause de notre abstention.

Nous n'aurions donc jamais donné suite à ces demandes si, par hasard un docteur, très connu dans le monde des savants, n'avait trouvé certaine formule donnant des résultats surprenants. Il s'agissait cette fois d'un produit réellemeut scientifique, n'ayant rien de commun avec ce que tous les parfumeurs ont fait jusqu'à ce jour.

Aller voir ce docteur, nous entendre avec lui pour faire des essais auprès de plusieurs de nos clientes, tout cela fut fait rapidement.

Quelle joie, si cette fois nous avions trouvé ce que l'on cherche depuis tant d'années. *Nous pouvons dire aujourd'hui, avec certitude, que nos efforts ont été couronnés de succès, et que la*

CRÈME MARIA-THÉRÈSE

est parfaite. Pas une des personnes en ayant fait usage pendant quelque temps ne peut en prendre d'autre.

Une des grandes qualités de la " **Crème Maria-Thérèse** ", c'est qu'elle n'est pas grasse. Très fine comme parfum, elle donne à la peau cette souplesse et ce velouté que l'on a seulement à vingt ans.

Elle blanchit la peau tout en la protégeant contre les influences de la température. Les taches de rousseur disparaissent au bout de peu de temps. C'est l'art de conserver la jeunesse et la fraîcheur jusqu'à l'âge le plus avancé.

Voilà pourquoi nous n'avons pas hésité à prendre le dépôt exclusif de cette crème, persuadé que nos clientes l'adopteront quand elles l'auront essayée, car c'est un produit d'une réelle valeur.

PRIX :

Le pot	**5** fr.
Le grand pot.	**7** fr. **50**

Demandée avec nos appareils la " **Crème Maria-Thérèse** " est expédiée sans supplément de port.

TARIF RÉCAPITULATIF

Nous avons tenu à mettre sous chaque rubrique le prix des appareils construits spécialement pour la partie qui y est traitée. Cependant il nous a paru utile de récapituler, ici, tous les prix, de façon qu'une personne voulant à la fois traiter les rides, bajoues, obésité, ou détruire les poils, puisse faire plus facilement le total de sa dépense.

Nous rappelons qu'il suffit d'avoir un seul appareil électrique pour qu'il puisse s'adapter à tous nos " **Masseurs Jack** ", ceci facilitant beaucoup la personne qui voudra la série complète.

Appareils de fabrication courante avec lesquels toutes les expériences ont été faites :

Masseur Jack n° 1	**15** fr.
— — n° 2	**20**
— — n° 3	**25**
— — n° 4	**30**
Appareil électrique	**50**

La série complète, 130 fr. au lieu de **140** fr.

Appareil Jack, à épiler, n° 1	**80**
— — — n° 2	**100**

Les mêmes appareils construits d'une façon luxueuse, laqués blanc ou vert d'eau, poignées dorées, très soignés :

Masseur Jack n° 1	**25** fr.
— — n° 2	**30**
— — n° 3	**35**
— — n° 4	**40**
Appareil électrique	**75**

La série complète, 190 fr. au lieu de **205** fr.

Appareil Jack, à épiler, n° 1	**100**
— — — n° 2	**125**

Crème Maria-Thérèse

Le pot.	**5** fr.
Le grand pot.	**7** fr. **50**

CONDITIONS D'EXPÉDITION

La plus grande discrétion est observée dans nos expéditions ; les caisses ne portent aucune marque extérieure, de sorte qu'il est impossible d'en supposer le contenu.

Tous nos appareils sont expédiés en caisse avec un emballage soigné.

Pour la France, ajouter **1 fr. 50** *pour l'expédition à domicile et* **1 fr. 25** *en gare.*

Pour l'étranger, au prix du colis-postal, ajouter **1 fr.** *pour la caisse et l'emballage.*

Pour l'Amérique, ajouter **2 fr.** *au prix d'expédition, et nos clientes voudront bien nous indiquer d'une façon bien nette la voie la plus directe.*

Adresser la correspondance, les mandats, chèques ou traites sur Paris à

M. H. JACK

33 bis, rue de Moscou, à Paris

BIBLIOTHÈQUE NATIONALE R.F. IMPRIMÉS

Société Nlle d'Impressions en Couleurs, 23bis, r. Ganneron, Paris. — 397.

68

BIBLIOTHEQUE NATIONALE DE FRANCE
3 7531 03987637 1

www.ingramcontent.com/pod-product-compliance
Ingram Content Group UK Ltd.
Pitfield, Milton Keynes, MK11 3LW, UK
UKHW012303240726
13966UKWH00004B/1594